Le miracle de la douche froide

Comment éliminer la procrastination facilement, déjouer vos mauvaises habitudes et exploser votre zone de confort grâce à l'eau froide !

Gaël Lebru

ISBN : 979-8755440769
Dépôt légal : Décembre 2021
Prix Public : 11,90€

Première édition, 2021

Avertissement

Ce livre a pour but de fournir des informations utiles sur le sujet de la douche froide et ne doit pas être utilisé comme un diagnostic ou une recommandation de traitement. Veuillez consulter votre prestataire de soins de santé ou votre médecin avant de commencer un nouveau programme de santé ou un traitement. L'auteur n'est pas responsable de toute action entreprise par un lecteur sur la base de ces informations.

Sommaire

Avant-propos

Gaël Lebru est le premier à admettre que de nombreuses recherches médicales sont encore nécessaires pour prouver le pouvoir de la douche froide. Mais ne nous leurrons pas : il n'y aura pas d'argent consacré à une étude qui prône l'utilisation de l'eau froide qui sort gratuitement (enfin, presque gratuitement) du robinet de la salle de bains de tout le monde. Face à cela, un essai scientifique valide est hautement improbable dans un avenir prévisible. C'est pourquoi ce livre est une aubaine : il vous donne un outil en main au moment où votre désespoir concernant les défis de votre vie peut atteindre des sommets.

Gaël concède qu'une douche froide n'est pas le seul outil dont vous avez besoin pour sortir avec succès de votre zone de confort et vous attaquer à vos habitudes indésirables. Au travers du livre, il vous parle également d'autres outils qu'il a utilisés (et qu'il utilise encore), comme la routine matinale, la tenue d'un journal, la fixation d'objectifs, les affirmations positives, les visualisations, etc. Je suis fier de compter Gaël parmi mes amis et je le considère comme mon frère d'eau (fraîche). Je souhaite que son livre ait un grand succès et j'espère que de nombreuses personnes en voie de rétablissement de leur dépendance trouveront le chemin de ses écrits.

Luc Brossard.

Introduction : Mon histoire

Vous savez, j'aurais aimé connaître la magie des douches froides plus tôt dans ma vie. Mon adolescence a été marquée par la peur, le discours négatif sur soi, le doute de soi, la dépendance et une anxiété sociale extrêmement ancrée. Je me racontais constamment une histoire selon laquelle les gens ne m'aimaient pas, se moquaient de moi et ne me respectaient pas. J'avais une peur immense du regard des autres et j'avais rarement l'impression de faire partie d'un groupe. Je me suis souvent adonné à des plaisirs addictifs tels que la pornographie, la drogue et les jeux en ligne pour gérer mes émotions, ma peur et mon anxiété.

J'ai commencé ma première année de lycée avec enthousiasme et envie de changement, mais au milieu de l'année, je me suis à nouveau senti déconnecté et seul, vraiment très seul. En dernière année, j'étais si souvent en retard à l'école (parfois même absent) que le directeur m'a convoqué et j'ai failli ne pas passer mon bac. À l'époque, j'avais l'impression qu'il fallait faire trop d'efforts pour être présent dans la vie. Pendant ces années, je passais souvent quatre heures par nuit à me perdre dans un monde imaginaire sur mon ordinateur. Grâce à l'insistance omniprésente de ma mère, j'ai été accepté dans une petite université de Toulouse. Pendant un court moment, il y a eu de l'élan et de l'espoir, mais finalement, j'ai découvert la vie étudiante et j'ai commencé à faire la fête, beaucoup plus que j'étudiais.

Vendre mes livres de cours pour acheter des pizzas et de l'herbe n'a pas aidé non plus. Je n'ai pas tenu plus de deux semestres avant d'être renvoyé de l'université. Même si j'avais l'impression d'être un raté, j'étais déterminé à ne pas laisser ma vie devenir incontrôlable. J'ai fini par trouver un emploi chez Ikea et, entretemps, j'ai suivi des cours pour obtenir ma licence d'agent immobilier. Mon rêve était de vendre des propriétés le long de la Côte d'Azur et d'atteindre la liberté financière. J'avais lu le livre *Père riche, père pauvre* et j'étais déterminé à échapper à la « rat race ». J'ai assisté à tous les cours sur l'immobilier et pris de nombreuses notes, je me suis vraiment donné à fond pour ça. La dernière étape était de passer l'examen d'agent immobilier pour enfin être d'attaque.

Malheureusement, quelques semaines avant mon examen, mon père est décédé d'une maladie du foie, une simple conséquence directe d'années de consommation excessive d'alcool. Oui, mon père était un alcoolique, à mon plus grand désespoir. Même s'il vivait en Bretagne et que je n'avais aucune relation avec lui depuis des années, son décès a marqué le début d'une importante spirale infernale pour moi. La nuit de la mort de mon père, on m'a fait découvrir la cocaïne. Qu'auriez-vous fait à ma place ?

C'est ainsi qu'a commencé ma grave dépendance à la cocaïne, aux ecstasys, à l'alcool et aux analgésiques (en plus de la marijuana). Cette spirale infernale s'est poursuivie pendant les trois années suivantes jusqu'à se terminer brusquement. C'était en 2009 et je risquais d'être incarcéré dans une prison à cause de ma dépendance.

Je ne l'ai pas réalisé à l'époque, mais ma peur de ces conséquences m'a poussé à découvrir des habitudes positives qui allaient changer ma vie.

Si l'on y réfléchit bien, nos moments les plus sombres se révèlent souvent être des bénédictions déguisées. Pendant que j'attendais mon procès, j'ai commencé à tenir un journal, à lire et à prier tous les jours. J'ai commencé à faire de l'exercice régulièrement et à réciter des affirmations quotidiennes. J'ai rejoint un groupe d'hommes qui se réunissaient tous les mercredis à 6 heures 30 du matin. J'ai aussi participé régulièrement à des groupes de soutien. Me concentrer sur mon rétablissement était devenu ma priorité numéro un.

Agir de manière intense et m'engager chaque jour à « faire la prochaine bonne chose » ont porté leurs fruits. Le juge a pu constater que j'avais changé de vie et je n'ai jamais eu à passer un seul jour en prison (bon, j'ai quand même fait quelques travaux d'intérêt général, mais je pense que ce n'est rien en comparaison de l'incarcération). Je savais que j'avais une seconde chance de changer ma vie et de montrer aux autres ce qui était possible.

Bien que ma vie se soit considérablement améliorée au cours des dix années suivant mon rétablissement, je luttais toujours contre l'absence de confiance en soi, les dépendances, la procrastination, l'anxiété sociale et le manque d'énergie. J'ai essayé d'intégrer plus d'exercice dans ma routine quotidienne en faisant de la musculation cinq à six jours par semaine.

J'ai commencé à lire davantage de livres d'autoguérison et de développement personnel, mais je ne parvenais pas à appliquer ces nouveaux principes pendant plus d'un mois. J'étais terriblement frustré.

Par une froide nuit de janvier, un ami m'a suggéré de prendre une douche froide tous les jours pendant trente jours. Je me suis dit : « Je ne peux pas faire ça. J'aime trop mes douches chaudes. » De plus, c'était l'hiver. Mais mon colocataire a dû sentir ce qui allait m'inspirer. Faisant fi de mes protestations, il est monté à l'étage pour prendre sa première douche froide ; j'ai été choqué par son esprit de décision. Mon ami a redescendu les escaliers en trottinant et j'ai vu qu'il avait survécu. Grâce à lui, j'ai décidé d'essayer moi aussi. J'ai placé le bouton de la douche à fond sur le froid et j'ai mis de la musique. J'ai fait le plein d'énergie et j'ai sauté dans l'eau. L'eau était si froide que j'en ai eu le souffle coupé, et j'ai été en état de choc pendant les trente premières secondes.

Je suis resté dans cette douche froide pendant trois bonnes minutes. J'en suis sorti et, ce jour-là, j'ai su que je ne serais plus jamais le même. Pendant les trois heures suivantes, j'ai ressenti une énergie et une excitation incroyables — un niveau d'énergie que je n'avais jamais connu auparavant. J'ai célébré le matin du 6 janvier 2019 avec une douche froide, date qui marquait le début de ma première semaine. Au treizième jour, il neigeait bien cinq à dix centimètres à l'extérieur et j'ai quand même sauté dans l'eau froide. Quand j'ai atteint mon jeton des trente jours, la fin de mon engagement, j'ai décidé de continuer. C'était une évidence pour moi.

Ce mois de janvier 2019 m'a donné une confiance inébranlable. Enfin, je prenais des mesures cohérentes et je faisais quelque chose de bien pour moi. D'une manière ou d'une autre, ce petit acte cohérent a complètement retourné la personne que j'étais. Ma capacité à relever de nouveaux défis qui m'effrayaient auparavant a commencé à augmenter. J'ai commencé à m'attaquer sérieusement à mon anxiété sociale en utilisant les douches froides, la méditation et les affirmations positives. Mes efforts accrus dans un nouveau poste au travail m'ont permis de gagner un prix prestigieux qui m'a offert un voyage tous frais payés aux Seychelles.

Même là-bas, je n'ai pas manqué un seul jour de douche froide. Lorsque j'ai atteint le cap des un an, j'ai continué. Les douches froides sont devenues mon rituel de rétablissement hors du commun, ainsi qu'une habitude de vie. J'ai passé de nombreuses années à rechercher des sensations fortes à partir de substances ou de fantasmes. Maintenant, je recherche des sensations fortes naturelles, comme avec les douches froides. J'en prends une tous les matins et souvent une deuxième l'après-midi si nécessaire. Il peut faire 0° dehors ou bien -10°, quoi qu'il en soit, je prends toujours ma douche froide.

Le fait de prendre des douches froides a changé ma vie de façon spectaculaire. Le vif intérêt des personnes à qui j'ai raconté mon parcours m'a incité à écrire ce livre que vous tenez entre vos mains. J'espère que vous commencerez également à exploser votre zone de confort au quotidien en utilisant le pouvoir mystique des douches froides.

Première partie : Les douches froides, un rituel de rétablissement peu commun

La procrastination, le perfectionnisme, la résistance, la peur, les dépendances, les mauvaises habitudes et le manque d'énergie empêchent de nombreuses personnes bien intentionnées de faire les changements nécessaires pour créer la vie qu'elles souhaitent. À quand remonte la dernière fois où vous avez pris la résolution de changer votre façon de manger, de commencer un programme d'exercices ou quelque chose de nouveau, pour finalement abandonner quand cela devenait inopportun ? Dans ce livre, je vous montrerai comment les douches froides m'ont aidé à guérir de vieilles blessures, à revigorer ma guérison, à faire taire le bavardage mental ennuyeux et à obtenir des résultats en mettant en place une routine. Je suis impatient de vous partager les effets puissants des douches froides qui peuvent changer votre vie. Je vais vous aider à résoudre votre problème d'énergie en vous proposant un régime étape par étape pour intégrer les douches froides à votre routine quotidienne et vous donner l'avantage dont vous avez besoin pour surmonter n'importe quel défi.

Le principe de la douche froide est de détruire votre zone de confort. La « zone de confort », c'est une situation dans laquelle vous vous sentez à l'aise et dans laquelle vos capacités et votre détermination ne sont pas mises à l'épreuve. Rien ne se développe jamais dans une zone de confort. Le choix de faire ce que vous avez toujours fait vous laissera stagnant, insatisfait et mécontent.

Lorsque vous faites constamment des choses qui vous mettent mal à l'aise et vous poussent au-delà de votre zone de confort, vous vous inspirez vous-même et vous inspirez les personnes qui vous entourent. Vous commencez à prendre votre vie en main et à briser votre zone de confort en vous attaquant à la chose la plus difficile au réveil : une douche froide. J'ai écrit ce livre pour les personnes en voie de guérison d'une dépendance, mais aussi pour les entrepreneurs, les professionnels, les vendeurs, les musiciens, les étudiants, les enseignants et tous ceux qui veulent changer leurs croyances limitatives et leur jugement sur eux-mêmes, vaincre les habitudes indésirables et renoncer à la procrastination.

Et j'ai écrit ce livre pour tous ceux qui veulent mettre à la retraite leur incapacité à s'engager. Ce livre s'adresse à ceux qui cherchent à briser les barrières qu'ils se sont imposées. Le résultat sera une vie qui vous excite et vous aide à vous épanouir.

En tant que personne ayant passé les dernières décennies à essayer de surmonter des dépendances destructrices, j'ai lu des dizaines de livres et d'articles et testé d'innombrables théories sur l'état d'esprit et la psychologie. J'ai appris de mes échecs, parce que j'ai largement documenté mon parcours pour surmonter l'anxiété sociale, la peur et les comportements négatifs qui m'ont déconcerté et enchaîné pendant près de deux décennies.

Les douches froides seront une nouvelle expérience pour beaucoup d'entre vous. Les gens risquent de se gratter la tête et de douter de votre santé mentale lorsque vous leur parlerez des douches froides. Si vous agissez et suivez les suggestions de ce livre, vous serez en mesure de surmonter les vieux schémas qui vous retiennent, et je vous promets que votre vie ne sera plus jamais la même. Alors, faites-le maintenant ! Je ne veux pas que vous viviez avec des regrets. Ne passez pas à côté du pouvoir des douches froides parce que vous pensez que cela est inconfortable ; grandir est inconfortable. Chaque jour de mon premier défi de trente jours de douches froides, j'ai résisté. J'ai dû ignorer mon discours négatif et le faire quand même, car je sentais que ce défi allait changer ma vie.

L'opération décrite dans les chapitres de ce livre a produit des résultats durables pour moi. Chaque chapitre donne un aperçu de ce que j'ai appris et de ce que j'ai gagné après avoir pris des douches froides chaque jour pendant les deux dernières années et demie, et je ne prévois pas d'arrêter de sitôt.

Attendez-vous à commencer à développer de meilleures habitudes qui amélioreront votre santé, changeront votre état d'esprit, vous aideront à surmonter les obstacles et à commencer à créer la vie dont vous n'osiez même pas rêver. Il est temps de défier vos plus grandes peurs et de découvrir ce qu'il y a de l'autre côté. Fini le pilotage automatique de votre vie, brisons les routines improductives de votre quotidien qui vous retiennent.

Chapitre 1 : Pourquoi des douches froides ?

« Vous ne trouverez jamais le succès tant que vous ne changerez pas quelque chose que vous faites quotidiennement. Le secret de votre réussite se trouve dans votre routine quotidienne. » – John Maxwell

Les douches froides m'ont aidé à surmonter de nombreux obstacles au cours des dernières années, comme une charge de travail écrasante, le stress, les peurs, le processus de guérison, l'anxiété, le doute et le manque d'énergie. Mais s'attaquer à ces obstacles n'a pas été une tâche facile pour moi. J'ai dû creuser en profondeur et surmonter bon nombre des défis auxquels vous serez confronté lorsque vous voudrez jouer plus grand et briser les habitudes négatives que vous avez développées au fil des ans.

Voici quelques-unes de mes pensées lorsque j'ai commencé à prendre des douches froides : « Pas question, pas question, pas question » ; « La vie est déjà assez dure comme ça » ; « Je mérite de prendre une douche chaude pour me détendre et me sentir bien » ; « Je risque de tomber malade si je prends une douche froide tous les jours » ; « Je ne peux pas me permettre d'avoir un rhume »…

Au début, l'inconfort physique et mental me faisait peur. L'eau froide était inconfortable lorsqu'elle touchait mon corps et mon esprit criait pour être soulagé. Après seulement quelques jours, j'ai commencé à remarquer un changement dans mon énergie et mon état d'esprit. Les trente jours du défi sont passés ; incroyablement, j'ai tenu bon. Et maintenant, à l'aube de ma troisième année de douches froides, cela fait toujours partie de ma routine quotidienne.

Alors, pourquoi je continue ?

La plupart du temps, je me réveille et j'ai envie d'appuyer sur la touche « *snooze* ». Parfois, je me sens submergé par des pensées négatives, tout comme vous pouvez l'être. Mais j'ai laissé le bouton « *snooze* » avoir le pouvoir sur ma vie pendant trop longtemps. C'est pourquoi une routine matinale comprenant une douche froide est vitale pour mon bien-être physique et mental. La combinaison de la douche froide avec une routine matinale puissante est devenue l'étincelle d'énergie qui a changé ma vie.

Chapitre 2 : Être au mieux de sa forme

Voici comment fonctionne ma routine quotidienne de douche froide. La première chose que je fais au réveil est de mettre de côté mes pensées négatives ainsi que mon envie d'appuyer sur le bouton « *snooze* » et de faire la grasse matinée. Je fais mon lit, je bois deux verres d'eau, je prends mes vitamines à base de plantes, je me brosse les dents, je me passe de l'eau froide sur le visage et je fais trois minutes d'étirements. Ensuite, je procède à ma routine matinale qui comprend des affirmations, des visualisations et un journal de gratitude. La routine matinale la plus puissante que j'ai trouvée est le *Miracle Morning* de Hal Elrod.

À la fin de ma routine matinale, je prépare ma musique de douche froide et je synchronise mon enceinte Bluetooth. Rien que de penser à la douche froide, je sens l'énergie monter en moi, l'anticipation de sauter sous ce jet froid est à la fois terrifiante et revigorante. J'allume la douche et je fais couler l'eau froide. J'écoute mon morceau de musique préféré, je fais quelques sauts pour augmenter mon rythme cardiaque et faire circuler mon sang, je tire le rideau et je saute dedans. C'est le moment de changer rapidement d'état d'esprit et d'énergie. L'eau froide est exaltante ; pendant les cinq minutes qui suivent, mes projets de la journée disparaissent et je suis complètement immergé dans le moment présent. Ma respiration est toujours profonde, mon esprit est clair. Quand l'eau s'arrête, je me sens inarrêtable. Et maintenant, c'est à votre tour.

Si vous avez du mal à sortir de votre zone de confort, si vous avez constamment un discours ou un jugement négatif sur vous-même, ou si vous avez besoin d'inspiration pour commencer quelque chose de nouveau, essayez d'intégrer la douche froide dans votre routine quotidienne. Votre esprit va essayer de vous en dissuader, c'est son rôle : il s'agit de l'autopréservation de soi. Après tout, l'hypothermie ne pourrait-elle pas vous tuer ? Mais la peur de l'hypothermie n'est peut-être qu'une tentative de votre esprit pour vous dissuader de prendre une douche froide. En réalité, il faut être dans une eau à 0° ou moins pendant environ trente minutes pour souffrir d'hypothermie, vous n'avez donc aucune raison de vous inquiéter avec une douche froide de cinq minutes. En prenant une douche froide et en ignorant votre impulsion de préserver votre zone de confort, vous dites expressément à votre esprit qui est aux commandes.

Vous avez le pouvoir de choisir vos pensées, les images que vous visualisez, vos actions et vos comportements. Pendant mon voyage sous la douche froide, j'ai appris que mes pensées peuvent être très négatives, mon esprit me dit ce qu'il ne faut pas faire. Mon esprit me dit que mes objectifs sont trop grands, que je devrais éviter les conflits et les défis qui m'aideraient à grandir et fuir l'inconfort et l'inconnu. Il me dit de ne pas le faire. Et comment je réagis ? Je choisis d'ignorer ma résistance au quotidien et de prendre quand même une douche froide.

Les douches froides m'ont aidé à adopter des mesures qui vont à l'encontre d'habitudes malsaines comme regarder de la pornographie sur Internet ou consommer excessivement de la caféine. Elles m'ont également aidé à faire face à l'échec. Je veux que la même chose vous arrive. J'ai commencé à prendre des douches froides comme un défi, sans rien attendre en retour. Mais cette simple action a transformé mon jeu intérieur (état d'esprit) et mon extérieur (mes habitudes).

Chapitre 3 : L'avantage de la douche froide

« Sortir de sa zone de confort, c'est être acteur de sa vie. Y rester, c'est en être spectateur. » – Nanan-Akassimandou

Avant de prendre une douche froide quotidienne, j'essayais de gérer ma peur, mon anxiété, ma résistance et mon énergie sans grand succès. Je notais mes progrès dans un journal, mais rien ne collait. J'ai fini par retomber dans mes vieilles habitudes, par exemple en laissant entrer dans mon esprit une pensée sur ma fatigue ou en utilisant Facebook pour me distraire des choses que j'avais à faire. Si cela décrit vos habitudes mentales actuelles, continuez à lire.

Si votre énergie est faible, vos résultats seront, au mieux, médiocres. Malheureusement, nous ne disposons que d'une quantité limitée d'énergie et de volonté dans une journée. La gestion de votre énergie est essentielle pour réussir au quotidien. La plupart d'entre nous souhaiteraient avoir une énergie illimitée, mais ce n'est pas possible. Bien que des facteurs tels que l'âge, l'alimentation, le sommeil, la caféine, l'exercice et la consommation d'eau puissent affecter notre énergie, la façon dont nous commençons notre journée joue un rôle très important. Si vous voulez un moyen facile d'augmenter votre énergie et de donner un coup de fouet à votre journée, prenez une douche froide dès le matin. Une douche froide l'après-midi ou après votre séance d'entraînement vous aidera également à faire circuler vos endorphines, vos hormones de bien-être.

Je veux que vous ayez plus d'énergie ! L'énergie est la ressource la plus essentielle de notre boîte à outils de la réussite. Il m'a fallu de nombreuses années pour réaliser que mes habitudes malsaines me privaient de mon énergie vitale. Ces habitudes comprenaient le fait de ne pas faire attention à ce que je mangeais, la procrastination, la consommation excessive de caféine et la grasse matinée.

Le secret que je partage avec vous est que vous pouvez utiliser l'énergie que vous obtenez grâce à une routine de douche froide pour vous attaquer à vos habitudes indésirables et alimenter votre journée. Si vous pouvez accomplir une douche froide de cinq minutes, vous pouvez accomplir n'importe quoi ; oui, oui, n'importe quoi. Les douches froides créent et maintiennent un état d'esprit de résilience qui vous permet de rester centré et concentré face à l'adversité.

Peu importe où vous êtes dans la vie, il y a toujours un niveau supérieur. Pour atteindre le niveau supérieur, vous devez décider que c'est le moment. Le défi que je vous lance est de commencer à prendre des habitudes quotidiennes simples qui vous aideront à atteindre votre prochain objectif. Une douche froide est une habitude simple, mais puissante. Une fois que vous aurez maîtrisé cette habitude puissante, vous pourrez l'empiler avec d'autres habitudes de réussite comme l'exercice, les affirmations et la rédaction d'une liste de gratitude.

Ou vous pouvez rester exactement là où vous êtes en ce moment. Vous pouvez remettre à plus tard la prise d'une douche froide aujourd'hui, vous pouvez ne pas passer ces appels téléphoniques, vous pouvez vous abstenir de courir ou de faire de l'exercice, vous pouvez renoncer à écrire trente minutes par jour pour terminer votre livre…

Prendre des douches froides vous donne confiance en vous, une confiance dont vous aurez besoin au quotidien pour avoir le courage d'affronter vos peurs, qu'elles soient grandes ou petites. Cette confiance vous aidera également à combattre l'anxiété, qui se crée dans l'esprit lorsque nous sommes obsédés par un événement futur qui pourrait ne jamais se produire.

De nombreuses personnes dépensent de l'argent dans des pilules, des cours et des régimes destinés à augmenter leur niveau d'énergie. Les douches froides sont un moyen plus rapide, plus facile et moins coûteux d'obtenir les mêmes résultats, sans parler de l'argent que vous économiserez sur votre facture de gaz.

Les douches froides m'ont aidé lors de décisions qui ont changé ma vie, et mon objectif est maintenant d'inspirer autant de personnes que possible à commencer à faire des changements significatifs dans la leur. Je comprends ce que c'est que de vivre dans la peur et de ne pas se laisser briller, nous créons souvent des prisons dans nos esprits. Parfois, il suffit d'un petit changement, d'une habitude ou d'un engagement quotidien pour nous mettre sur la voie du succès que nous souhaitons.

Pourquoi est-ce que je me lève tous les jours pour prendre une douche froide ?

Je le fais tous les jours parce que j'ai besoin de me présenter à la vie tous les jours. Bien sûr, ma zone de confort et mes pensées négatives ne partent pas en vacances, mais elles passent en arrière-plan. Pour ceux d'entre vous qui reculent à l'idée de prendre une douche froide, ne vous inquiétez pas. Vous pouvez faire ce que l'on appelle une « douche à la James Bond » ou une douche écossaise (mais une « douche à la James Bond » sonne mieux, non ?), en prenant une douche chaude comme d'habitude et en terminant, les trente à soixante dernières secondes, avec de l'eau froide. Vous pouvez également prendre une douche contrastée, durant laquelle vous alternez l'eau chaude et l'eau froide pendant quelques intervalles. Veillez simplement à toujours terminer par du froid. Avec le temps, vous pourrez arriver à prendre une douche froide pendant cinq minutes complètes, voire plus.

Quand êtes-vous au mieux de votre forme ?

Je prends une douche froide le matin, lorsque j'ai le plus d'énergie. J'aime m'attaquer à mes tâches les plus difficiles après ma douche froide, car c'est à ce moment-là que je me sens le plus fort. Trouvez la routine de douche froide qui vous convient le mieux. Je vous en dirai plus sur la mienne dans la troisième partie.

Chapitre 4 : Se mettre mal à l'aise

« Les grands hommes sortent de leur zone de confort. » – Raphaël Walukonka

Quelles sont les choses inconfortables que vous évitez ? En tant qu'êtres humains, nous avons tendance à fuir la douleur et à rechercher le confort et le plaisir. Nous aimons rester au chaud dans nos routines si familières ; nous n'aimons pas nous sentir mal à l'aise. Se lancer dans le monde et être prêt à échouer est inconfortable, le problème est que le succès se trouve en dehors de notre zone de confort. Je me suis récemment inscrit pour courir mon premier marathon, alors que je n'avais jamais couru le moindre kilomètre auparavant. Courir quatre à cinq jours par semaine était inconfortable, mais c'était nécessaire pour atteindre mon objectif.

Il n'est pas facile de commencer à prendre des douches froides de façon régulière, comme pour tout changement délibéré d'habitude ou de comportement. Une fois que vous commencez à prendre une douche froide quotidienne et à vous dépasser continuellement, vous vous habituez à l'inconfort, et nous avons besoin de l'inconfort pour changer. Vous commencez à attendre avec impatience l'inconfort parce que vous savez que la croissance est inévitable.

Une douche froide semble être un petit changement. Mais ce petit changement, exécuté de manière répétée sur une longue période de temps, se traduira par un changement massif. Faites en sorte que la mission de votre vie soit de surmonter la peur, l'inconfort, le jugement de soi et l'insécurité. Le résultat sera une croissance infinie. Vos douches froides quotidiennes vous permettront de regarder la peur droit dans les yeux, de lui dire « Je t'emmerde » et de décider d'actualiser vos objectifs.

Deuxième partie
Les avantages de cette routine

« Je prends une douche glacée tous les matins. » - *Hugh Jackman*

Pourquoi des gens comme Tony Robbins, Tim Ferris et Hugh Jackman s'exposent-ils quotidiennement à de l'eau glacée ? Sans parler de James Bond ! Réponse : car cela leur procure des bénéfices concrets.

Les douches froides contribuent à améliorer le bien-être mental, physique, émotionnel et spirituel. Dans cette section, nous allons nous plonger dans les différents avantages des douches froides. Ces avantages sont pour la plupart issus d'expériences personnelles ou d'autres personnes (célèbres). Pour profiter pleinement des bienfaits des douches froides, je vous recommande de les prendre pendant au moins trente jours. Mais vous ressentirez bon nombre de ces bienfaits à peine quelques jours après avoir adopté cette pratique.

Si vous êtes un peu comme moi, vous ne faites généralement pas quelque chose à moins que cela ne vous fasse du bien. Vous vous demandez peut-être : « Comment une douche froide peut-elle me faire du bien ? » Vous devrez en faire l'expérience par vous-même pour savoir exactement ce que je veux dire et ce que cela signifie pour vous. Je suis sûr que vous finirez, comme moi, par aimer la sensation de l'eau froide.

Chapitre 5 : Surmonter les habitudes néfastes et les dépendances

« Votre potentialité peut croître, uniquement si vous pensez et sortez de votre zone de confort. » – Maurice Massolin

Au cours de notre vie, nous développons de nombreuses habitudes, certaines positives, d'autres négatives. Pour mener une vie réussie, nous devons développer des habitudes positives que nous pouvons mettre en pratique au quotidien.

S'attaquer à des habitudes malsaines est difficile, mais pas aussi difficile que de vivre avec des regrets pour le restant de ses jours. Prendre une douche froide est la première étape pour affronter vos habitudes indésirables. Est-ce que vous répétez un comportement, encore et encore, malgré ses conséquences négatives ? Je veux que vous réfléchissiez aux habitudes qui vous procurent du plaisir sur le moment, mais qui ont des conséquences négatives par la suite et qui vous mettent vraisemblablement en colère. Notez-les sur un bout de papier. Vous pouvez commencer à remplacer chaque habitude malsaine par une habitude saine pendant votre défi de la douche froide.

En quoi votre vie serait-elle différente si vous pouviez arrêter de faire les choses qui vous freinent ? Comme je l'ai mentionné précédemment, l'énergie et l'état d'esprit jouent un rôle important dans votre réussite.

Si vous avez de l'énergie et le bon état d'esprit, vous pouvez commencer à vous attaquer à ces habitudes indésirables. L'une des expériences les plus libératrices que vous puissiez vivre est de surmonter une habitude indésirable qui vous a retenu pendant des années (la cigarette, peut-être ?). J'ai commencé à lutter contre la dépendance à la pornographie dès l'âge de treize ans. C'est à cette époque que l'Internet à haut débit a été introduit dans ma région, ce qui signifiait une stimulation à haut débit pour mon esprit. J'en parle ici parce que cela a affecté mes relations avec de nombreuses personnes que j'aime, et parce que ce sujet n'est pas assez abordé dans notre société.

Si vous luttez contre la dépendance à la pornographie, essayez de prendre une douche froide la prochaine fois que vous serez confronté à une forte envie d'en regarder. Il existe des professionnels formés pour traiter ce problème. Avec l'aide de la responsabilisation quotidienne, d'amis proches, de la méditation, du yoga, de l'exercice et des douches froides, j'ai réussi à me rétablir. Mais comme pour toute tendance à la dépendance, il faut prendre les choses un jour après l'autre.

J'ai commencé à surmonter d'autres tendances et habitudes addictives qui ne me servaient plus en commençant la journée par une douche froide. Ma consommation de caféine était une maladie qui me déconcertait depuis des années. J'ai essayé d'arrêter pendant un certain temps, mais j'y revenais toujours.

Après avoir finalement arrêté complètement ma consommation de caféine il y a deux ans, j'ai commencé à avoir moins d'anxiété et plus d'énergie que jamais auparavant (en plus de l'énergie procurée par les douches froides). Le processus de prise en main de tous les aspects de votre vie génère un élan énorme, vous pouvez utiliser cet élan pour créer la vie que vous voulez vraiment et que vous méritez.

Depuis que j'ai commencé à prendre des douches froides, j'ai pu arrêter complètement la caféine. Cela peut vous sembler ne pas être un gros problème à première vue. Mais pour moi, c'en était un. Pendant sept ans, je buvais deux Red Bull par jour. Je devais prendre un Red Bull avant le travail et un autre après le déjeuner tous les jours, et je n'ai réalisé que c'était un problème que lorsque mon anxiété a commencé à augmenter drastiquement. Je me convainquais souvent que quelque chose d'autre causait mon anxiété et mon manque d'énergie. J'ai fini par prendre conscience des besoins de mon corps et j'ai dû examiner de près ma consommation de caféine. Ce n'était pas la quantité de caféine qui posait problème, mais la dépendance et les dommages que cette drogue causait sur ma santé mentale. Peut-être que pour vous, c'est autre chose — Facebook ? Instagram ? Le sucre ? Si cela nuit à votre vitalité et à votre bien-être, il est toujours bon d'en avoir conscience.

Environ six mois après le début de mon défi de la douche froide, j'ai commencé à éliminer la caféine en commençant par le plus grand coupable : le Red Bull. J'ai continué à boire du café à la place, mais j'ai fini par éliminer le café et ne boire qu'une tasse de thé noir. Puis, lors d'un voyage en Autriche, j'ai bu une tasse de thé vert et j'ai décidé qu'il était temps de laisser tomber la caféine pour de bon.

Le dernier jour du voyage et le deuxième jour sans caféine, j'ai commencé à avoir de terribles maux de tête qui ont duré toute la journée. J'avais toujours craint ce qui se passerait si je ne prenais pas mon Red Bull ou mon café. Comment allais-je m'en sortir ? La vérité, c'est que mon sevrage n'a duré qu'une semaine environ et que je n'ai jamais regardé en arrière depuis. Et maintenant, je sais que les maux de tête sont moins probables si on n'arrête pas d'un coup le café, mais si on se sèvre lentement au fil du temps.

Quel a été le résultat de mon arrêt de la caféine ? Mon anxiété a chuté, mon niveau d'énergie n'a jamais été aussi élevé et, avec des douches froides, une alimentation saine et de nouvelles habitudes positives, je ne me suis jamais senti aussi bien dans ma vie.

Si je partage cette histoire, ce n'est pas pour vous effrayer et vous faire abandonner votre routine inoffensive d'une tasse de café le matin. Le but est juste de vous montrer le pouvoir des douches froides. Prendre une douche froide tous les jours m'a donné la confiance nécessaire pour éliminer une dépendance que j'avais depuis presque dix ans. Alors, à quoi vous attaquerez-vous lors de votre premier défi de la douche froide ?

Chapitre 6 : L'état d'esprit

« J'ai appris que le courage n'est pas l'absence de peur, mais la capacité de la vaincre. » – Nelson Mandela

Il y a une conversation qui se déroule toute la journée et toute la nuit dans notre esprit. Parfois, cette conversation est utile, mais d'autres fois, elle est préjudiciable. Notre esprit nous dit d'attendre que les conditions soient parfaites avant d'agir ou que nous ne sommes pas capables d'accomplir la tâche qui nous attend. C'est bien sûr faux ! Il est important de nous rappeler que nous ne sommes pas nos pensées.

Vous pouvez commencer à entraîner votre esprit à se concentrer sur des pensées qui renforcent votre confiance et vous permettent d'agir en fonction de vos affirmations. Quand je ne chante pas pendant ma douche froide, je répète des affirmations puissantes. Je dis des choses comme : « Je suis une force du bien qui a un impact sur la vie de nombreuses personnes », « Je suis responsable à cent pour cent de ma vie » ou « Je m'aime et me respecte profondément et complètement ». Lorsque ma chanson préférée touche à sa fin et que ma douche froide est terminée, mon état d'esprit est plus positif, plus résilient et prêt à s'attaquer à mes objectifs de la journée. Vous pouvez plastifier vos affirmations et les accrocher dans la douche. Comme certaines de mes meilleures idées me viennent pendant la douche froide, j'ai récemment acheté des notes Aqua pour pouvoir les noter.

Votre état d'esprit est un élément clé de votre réussite quotidienne. Efforcez-vous de développer ce que le docteur Carol Dweck appelle « un état d'esprit de développement ». Carol affirme que « les personnes qui croient que leurs talents peuvent être développés (par un travail acharné, de bonnes stratégies et l'apport des autres) ont un état d'esprit de développement ». Essayez de vous demander, après chaque situation : « Qu'est-ce qui est génial dans cette situation ? » Intégrer la douche froide dans votre routine quotidienne est un excellent moyen de développer votre force mentale.

Conseil bonus : avant votre prochain rendez-vous, entretien ou discours important, répétez vos affirmations dans le miroir juste avant de prendre une douche froide.

Chapitre 7 : Augmenter son autodiscipline

« On ne peut pas grandir dans la vie si on ne se pousse pas soi-même. » - Benjamin Hardy

Outre l'état d'esprit, l'autodiscipline est l'un des aspects les plus importants que vous pouvez maîtriser. Si vous voulez commencer à faire des changements et à célébrer des résultats, cela commence par l'autodiscipline. Si vous voulez changer de mauvaises habitudes ou produire des résultats optimaux, vous devez avoir l'autodiscipline de l'action quotidienne. Les douches froides sont un excellent moyen de commencer ce processus. Vous pouvez penser que c'est extrême. Eh bien, laissez-moi vous poser deux questions :

- irez-vous jusqu'au bout pour obtenir la vie que vous voulez ?
- ou laisserez-vous le confort et la familiarité faire obstacle à votre vision et à vos objectifs ?

À la deuxième question, la réponse est bien sûr « Non ». Vous ne seriez pas encore en train de lire ce livre si c'était le cas.

Faire de la douche froide un rituel vous donnera la discipline nécessaire pour conquérir d'autres domaines que vous souhaitez améliorer. Vous procrastinez ? Sautez dans une douche froide et lancez-vous.

Vous remettez à plus tard l'obtention de votre diplôme, la course de votre premier 5 kilomètres ou l'invitation à sortir avec quelqu'un de spécial ? Faites-le maintenant. Vous ne voulez pas prendre de douche froide parce qu'il fait 0 degré dehors et que vous méritez de vous détendre ? Faites-le quand même ! Personne ne mérite de s'avachir dans la vie et de ne jamais se réaliser.

Prendre une douche froide quotidiennement demande de l'autodiscipline au début. Mais finalement, cela devient une habitude, comme se brosser les dents ; au bout d'un moment, vous arrêtez d'y penser. Vous le faites simplement parce que vous savez que c'est bon pour vous. L'autodiscipline est gratifiante et vous pouvez en récolter les fruits en la pratiquant chaque jour dans tous les domaines de votre vie.

Chapitre 8 : Accroître sa confiance en soi

« Si vous avez confiance en vous-mêmes, vous inspirerez confiance aux autres. » - Johann Wolfgang von Goethe

La confiance en soi est quelque chose qui doit être récolté en permanence. Je n'ai pas toujours la confiance nécessaire pour faire ce qui doit être fait au quotidien. Ce qui a renforcé ma confiance en moi, c'est le fait de voir des progrès et d'expérimenter des résultats réels. Quand j'étais plus jeune, les gens pensaient que j'étais timide parce que j'étais calme. En réalité, j'avais une tonne de choses à dire, mais je n'avais pas la confiance nécessaire pour le faire.

L'une de mes façons d'accroître ma confiance en moi est de prendre régulièrement des douches froides et de les faire suivre d'une action qui me fait peur. Si j'ai la confiance nécessaire pour sauter sous une douche froide même si je n'en ai pas envie, je me donne les moyens de faire d'autres actions que je n'ai pas envie de faire.

Faites chaque jour une chose qui vous fait peur.

Au moment où j'écris ces mots, à cet instant précis, je viens de dépasser le millième jour consécutif de douches froides. Je suis devenu plus sûr de moi à force de prendre une douche froide quotidienne et de sortir de ma zone de confort.

En août dernier, j'ai quitté mon emploi afin de créer ma propre entreprise et poursuivre mon objectif. J'espère que si vous avez envie de faire quelque chose de grand qui vous effraie et que vous n'avez pas la confiance nécessaire pour le faire, vous vous lancerez le défi de prendre des douches froides. Que ce soit pendant sept jours, trente jours, un an ou plus, vous aurez davantage confiance en vous et développerez votre estime de vous. Prendre des douches froides, même pour quelques jours, vous apprendra ce que peut être une vie optimale.

Chapitre 9 : Affronter la peur

« La peur n'est pas réelle. C'est un produit des pensées que vous créez. Le danger, lui, est réel. Mais la peur est un choix. » – Will Smith

J'avais peur de prendre ma douche froide, mais je l'ai quand même fait. Je sais maintenant que les douches froides peuvent contribuer à réduire nos peurs quotidiennes. Je ne parle pas des peurs qui nous éloignent du danger ou de celles qui découlent de véritables phobies. Je parle des peurs quotidiennes telles que la peur de l'échec, la peur du succès, la peur de ne pas être suffisant, la peur de se sentir inférieur ou la peur de l'inconfort. Ce sont des choses que nous nous disons et qui ne sont tout simplement pas vraies. Ce que j'ai découvert, c'est que la peur peut être une boussole. Par exemple, si je marche vers ma peur de l'échec, oui, il y aura quelque chose d'incroyable de l'autre côté. Si je marche en direction d'un ours ou en sens inverse de la circulation, il n'y aura pas grand-chose. Qu'y a-t-il de l'autre côté de la peur de prendre une douche froide ?

La peur peut avoir deux significations en anglais :

- FEAR : Forget Everything And Run (oubliez tout et courez) ;
- FEAR : Face Everything And Rise (faites face à tout et grandissez).

La peur peut être un véritable facteur de motivation, car nous pouvons utiliser ce dont nous avons peur pour nous motiver à changer. Les douches froides ne suffiront pas à vaincre la peur, vous devrez agir et affronter vos peurs pour obtenir des résultats. Tout ce que vous voulez se trouve de l'autre côté de la peur. Nous devons nous engager à faire les choses qui nous font le plus peur si nous voulons atteindre nos objectifs.

Lorsqu'on m'a demandé de parler sur scène devant 400 personnes, j'étais terrifié. Environ une heure avant mon discours, j'ai récité mes affirmations devant le miroir et pris une douche froide. Mes nerfs sont passés d'un niveau dix à un niveau trois environ et j'ai pu donner le meilleur de moi-même sur scène.

Plus nous courrons vers nos peurs, plus nous aurons de succès. Éviter les actions qui peuvent nous aider à grandir et rester dans notre zone de confort est l'erreur la plus dangereuse au monde. Les douches froides du matin sont un excellent point de départ pour affronter nos peurs quotidiennes.

Chapitre 10 : Vaincre l'anxiété

« Ce que nous craignons le plus de faire est généralement ce que nous avons le plus besoin de faire. » – Tim Ferris

L'une de mes plus grandes luttes dans la vie a été la peur du regard des autres, la peur d'être jugé négativement par les autres. Je lutte contre cette anxiété sociale depuis le collège ; au lycée, mon anxiété est devenue si grave que j'ai cessé de manger à la cafétéria. J'ai dû faire face à des phobies sociales débilitantes, même pendant mes années de rétablissement après ma dépendance à la drogue et à l'alcool. Le simple fait d'aller au supermarché me semblait parfois impossible, je ne pouvais pas quitter la maison, je devenais limite agoraphobe. En 2017, je me suis donné pour mission de surmonter mon anxiété sociale.

En changeant continuellement mon état mental avec l'aide des douches froides, je suis devenu capable de me montrer différemment dans le monde. Je me mets maintenant dans des situations qui, dans le passé, auraient produit une tension et une anxiété énormes chez moi. Par exemple, je m'inscris à des événements qui m'obligent à côtoyer des personnes que je connais à peine. Je me sens toujours anxieux par moments, mais je suis capable de rester concentré et de reconnaître que je crée ma propre anxiété. Les douches froides me permettent de ressentir l'anxiété et de faire l'action quand même. C'est une habitude qui m'a fait passer de l'état d'anxiété à celui de confiance.

Prenez l'habitude de faire des actions qui vous aideront à affronter votre anxiété, car si vous la laissez faire, elle vous gâchera la vie et ce seront les regrets qui vous attendront sur votre lit de mort.

Chapitre 11 : Réduire la dépression

« Une attitude positive provoque une réaction en chaîne de pensées positives, d'évènements et de résultats positifs. C'est un catalyseur qui suscite des résultats extraordinaires. » – Wade Boggs

En raison de leur effet stimulant sur l'humeur, les douches froides peuvent aider à lutter contre la dépression. Ayant personnellement souffert de dépression pendant plus de dix ans, j'ai essayé divers traitements. J'ai fait un gros travail sur moi-même afin de pouvoir traiter directement ma dépression sans aucun médicament. J'ai même travaillé avec un thérapeute pendant plusieurs années au début de ma guérison. Je recommande vivement de parler à un thérapeute si vous êtes régulièrement aux prises avec la dépression.

Pourquoi les douches froides sont-elles utiles pour soulager une dépression légère ?
Prendre une douche froide m'aide à faire remonter mon énergie et mon humeur jusqu'à un état où je me sens prêt à agir. C'est comme une poussée d'endorphine et de dopamine, les hormones du bien-être.

Selon le docteur Nikolai Shevchuk, chercheur et biologiste moléculaire, « il a été démontré que l'exposition locale et totale du corps au froid induit la production de bêta-endorphine. Ce neurotransmetteur est responsable de la production d'un sentiment de bien-être et de la suppression de la douleur par le biais des récepteurs opioïdes ». Je reçois ma dose quotidienne chaque fois que je prends une douche froide, je n'ai jamais été déçu et vous ne le serez pas non plus.

Je recommande aussi fortement d'écouter de la musique positive avant, pendant et après la douche froide. Je recommande également de faire quelques exercices légers, comme des sauts à la corde avant de prendre une douche froide. En combinant les douches froides, les musiques positives et l'exercice léger, vous vous mettrez dans un état optimal qui améliorera votre humeur et aidera à lutter contre la dépression.

Chapitre 12 : Les bienfaits spirituels

« Ne demeure pas dans le passé, ne rêve pas du futur, concentre ton esprit sur le moment présent. » - Bouddha

J'ai découvert que l'une des façons les plus rapides d'entrer dans le moment présent est de prendre une douche froide. On ne peut être dans le moment présent que sous une douche froide. En tant que personne qui médite chaque jour pendant vingt à trente minutes, je porte constamment mon attention sur le moment présent, mais j'ai parfois eu du mal à m'engager pleinement dans le moment présent. Prendre des douches froides a amélioré ma pratique de la méditation et ses résultats.

Lorsque vous sautez dans une douche froide, vous êtes immédiatement accueilli dans l'état présent. Lorsque l'eau froide frappe votre corps, vos pensées deviennent claires et se concentrent sur la tâche à accomplir : tenir sous l'eau froide. Tous vos défis, soucis et tâches de la journée sont suspendus pendant cinq minutes de pur bonheur glacial. Je me concentre simplement sur le lavage de la prochaine partie de mon corps et le jet d'eau qui coule sur moi. Immédiatement, ma respiration devient plus profonde et je me déplace un peu plus rapidement.

Rester dans le moment présent vous aidera à avoir une vue d'ensemble et à ne pas vous soucier des petites choses. La plupart des gens vivent dans le passé ou s'inquiètent constamment de l'avenir. La pratique quotidienne de la douche froide vous permettra de rester ancré dans le moment présent. Apprendre à être présent est une pratique qui peut contribuer à façonner le reste de votre vie.

Les douches froides m'ont aidé à prendre davantage conscience de moi-même ; je suis devenu plus conscient de mes pensées et des limites que je m'impose. Je pratique la respiration profonde sous la douche froide et en dehors. Dans notre monde où tout va très vite, il ne s'agit pas toujours d'en faire plus ; parfois, il s'agit simplement d'être avec sa respiration tout en restant dans le moment présent. Yogi Bhajan, qui a introduit le yoga kundalini en Occident, pensait qu'il fallait commencer chaque journée par une douche froide. Il a affirmé que les douches froides « ouvrent les chakras et éliminent les toxines au niveau le plus profond du corps ».

Chapitre 13 : Les bienfaits de la santé

« C'est la santé qui est la vraie richesse et non les pièces d'or et d'argent. » – Mahatma Gandhi

L'exposition à l'eau froide est une forme d'hydrothérapie qui utilise l'eau pour traiter les maladies. Bien que vous n'en ayez peut-être jamais entendu parler, l'hydrothérapie existe depuis des milliers d'années. D'après ma propre étude sur les douches froides, les bienfaits sont aussi bons à vingt ans qu'à soixante-cinq ans. Qui aurait cru que l'eau pouvait être thérapeutique ? Bill Wilson, le fondateur des Alcooliques Anonymes, a utilisé l'hydrothérapie dans le cadre de son traitement contre l'alcoolisme. Les moines des montagnes japonaises pratiquent ce qu'on appelle le « misogi », c'est-à-dire qu'ils se tiennent sous des chutes d'eau glacée, à 10° ou moins, pendant dix minutes, à la fois pour s'autodiscipliner, se purifier et se soigner. Les douches froides présentent sans aucun doute de nombreux avantages pour la santé et une recherche rapide permet de trouver de nombreuses études sur les bénéfices des différents types de thérapie par le froid, comme l'immersion dans l'eau froide et la cryothérapie. Je vais tenter d'expliquer les avantages pour la santé à travers certaines de mes recherches et des personnes qui ont décidé de relever mon défi de la douche froide.

Le docteur Alexa Fleckenstien dit ceci à propos des douches froides : « Votre système immunitaire fonctionnera mieux, votre humeur s'améliorera, votre respiration sera moins superficielle, vos muscles seront plus forts... En tant que personne, vous vous sentirez mieux — et vous serez en meilleure santé. » Elle ajoute : « Vous vous sentirez vivant et prêt à affronter le stress de votre vie, vos cheveux pousseront plus fort, et vous aurez moins souvent des rhumes et des infections. »

En général, votre bien-être physique et mental global s'améliorera avec les douches froides.

Énergie

L'énergie est l'une des principales raisons pour lesquelles je prends des douches froides ; rien n'est plus important que l'énergie. Lorsque mon énergie est faible, je me montre différemment dans le monde. Une douche froide augmente l'énergie, stimule les endorphines et charge les sens. Lorsque nous sommes pleins d'énergie, nous attirons de bonnes choses dans notre vie. Le docteur Bowden affirme « qu'une douche froide augmente votre taux métabolique, ce qui peut réduire la fatigue et augmenter votre énergie ». Mes rencontres les plus réussies avec des clients ou avec de nouvelles personnes sont celles où mon énergie était la plus élevée. Je ne saurais trop insister sur ce point. Vous devez vous assurer que vous exploitez l'énergie nécessaire pour produire les résultats que vous souhaitez. Les douches froides sont un moyen infaillible de passer d'un niveau d'énergie de cinq à dix sur dix !

Amélioration de l'humeur

Les douches froides me donnent l'impression de revivre, mon humeur change instantanément après trois à cinq minutes dans l'eau froide. Il y a des moments où je suis au plus bas et où je n'ai pas la motivation nécessaire pour accomplir les tâches les plus importantes de ma journée. Je trouve que les douches froides sont le moyen le plus rapide de changer mon état mental et d'améliorer mon humeur. Lorsque j'ai commencé à prendre des douches froides, j'ai ressenti un sentiment d'euphorie peu après, comme celui du coureur. Cet effet s'est maintenu même après des centaines et des centaines de douches froides. Rien ne me prépare mieux à la journée qui m'attend qu'une douche froide de cinq minutes le matin.

Stimuler le système nerveux sympathique

Notre corps possède deux grands systèmes nerveux autonomes : la branche sympathique et la branche parasympathique. Pour expliquer ces systèmes compliqués en termes simples : la branche sympathique couvre le mode combat ou fuite, la branche parasympathique gère le mode repos et digestion. Ensemble, ces deux systèmes s'étendent à tout votre corps, du cerveau à toutes vos glandes, en passant par le cœur, les poumons et le tube digestif, et même au-delà.

De nos jours, de nombreuses personnes vivent avec beaucoup de nourriture, de repos et peu d'exercice et de mouvement.

Mais il est important de privilégier à la fois l'action et le repos dans notre vie quotidienne. Selon Shevchuk, « il a été démontré que l'exposition du corps entier au froid active le système nerveux sympathique, qui est responsable de la préparation du corps à l'action, par exemple au réveil ». Une douche froide le matin déclenche une cascade bénéfique de changements hormonaux dans votre corps, impliquant même les glandes sexuelles.

Rhumes et maladies

Être malade est l'un des pires sentiments qui existent. Si je peux trouver des moyens d'éviter d'être malade, je le fais. J'ai été malade moins de cinq jours depuis que j'ai commencé les douches froides. Même lorsque j'ai été malade, j'ai pris des douches froides parce que cela me faisait du bien, même si je prenais des douches plus courtes. Une étude a été menée il y a seulement quelques années pour comparer les effets des douches chaudes et froides avec plus de 3 000 participants. Les chercheurs ont constaté une réduction de 29 % des maladies chez ceux qui prenaient des douches chaudes-froides pendant 30 jours consécutifs par rapport à ceux qui prenaient des douches normales. La réduction des maladies était de 54 % si les participants combinaient les douches froides avec un exercice régulier. À la fin de cette étude, plus de 90 % des participants ont déclaré qu'ils continueraient à prendre des douches froides. En résumé : **les douches froides réduisent les rhumes et les maladies.**

Douleurs musculaires

Les douches froides aident à améliorer le temps de récupération après une séance d'entraînement. De nombreux athlètes ont recours à la thérapie par le froid après l'entraînement ou la pratique, et certains culturistes prennent des douches froides après une séance d'entraînement intense. L'hydrothérapie, en particulier l'immersion dans l'eau froide, peut améliorer la récupération après une compétition de sport d'équipe simulée ou réelle.

Ainsi, je prends des douches froides après une longue course ou une séance d'entraînement pour être moins endolori le lendemain. Après avoir couru mon marathon, j'ai eu très mal aux jambes pendant les trois jours suivants. Après chaque douche froide, mes jambes étaient moins douloureuses.

Peau

L'un des avantages les plus notables des douches froides concerne ma peau. J'ai reçu plusieurs commentaires de personnes disant que ma peau était éclatante. Je sens même ma peau vibrer ou pulser après une douche très froide. Les douches froides donnent à la peau une apparence plus saine. Pendant des années de ma vie d'adulte, mon dos a été couvert d'acné, et ce malgré une bonne hygiène. Après plusieurs mois de douches froides, mon dos s'est éclairci et je n'ai plus aucun problème de ce type.

Perte de poids

Les douches froides peuvent même aider à perdre du poids. Il a été démontré que l'eau froide améliore le métabolisme et augmente la graisse brune, une graisse saine qui brûle de l'énergie et prévient l'obésité, le diabète et les maladies cardiaques. En d'autres termes, plus vous avez de graisse brune, mieux c'est. La graisse brune vous garde au chaud lorsque vous êtes exposé à des températures plus froides — c'est pourquoi les animaux en hibernation ont un ratio plus élevé de graisse brune par rapport à la graisse blanche. Associées à des habitudes alimentaires saines, les douches froides peuvent être un moyen efficace de perdre de la graisse, notamment parce qu'elles vous incitent à adopter des habitudes alimentaires plus saines. Vous avez déjà fait quelque chose de bien en prenant une douche froide dès le matin. Pourquoi gâcher ceci avec un petit-déjeuner à haute concentration en sucre ?

Attention : je vous déconseille de prendre des douches froides si vous êtes enceinte ou si vous avez des problèmes de santé tels qu'une maladie cardiaque ou une pression artérielle élevée. Si vous avez le moindre doute, consultez un médecin avant de prendre une douche froide. C'est toujours la bonne chose à faire.

J'ai souffert du syndrome de Raynaud pendant la majeure partie de ma vie. En gros, mes doigts deviennent douloureux en cas d'exposition constante au froid. Bien que certains déconseillent les douches froides, je continue d'en prendre.

En fait, j'ai remarqué une diminution des symptômes d'engourdissement et de douleur au début de mon périple sous la douche froide, lorsque je suis dans un environnement froid. Après une douche froide, je me sens plus chaud tout au long de la journée. Cela pourrait s'expliquer par le fait que les douches froides peuvent favoriser la thermogenèse, c'est-à-dire la production interne de chaleur corporelle. Une douche froide ne vous laisse pas froid, comme le dit le docteur Fleckenstein : « L'eau froide stimule votre corps à créer de la chaleur par lui-même — et c'est un phénomène sain. »

Troisième partie
Mon processus de douche froide

Êtes-vous maintenant prêt à changer les habitudes qui ne vous servent plus ? Je ne dis pas que les douches froides vont changer votre vie du jour au lendemain. Mais si vous vous donnez la chance de sortir régulièrement de votre zone de confort, vous commencerez à développer l'état d'esprit et la résilience dont vous avez besoin pour atteindre tous vos objectifs.

Ce que nous faisons de manière répétée, nous le devenons. Prendre une douche froide tous les jours vous rappellera la personne que vous voulez devenir. Lentement, vous prendrez le contrôle de vos pensées et de vos actions. La constance est un élément essentiel pour constater les véritables bienfaits de la douche froide. Un défi de trente jours de douches froides pourrait être le premier domino qui mettra tous les autres en mouvement.

Chapitre 14 : Les défis

« Vous ne pouvez pas engager quelqu'un d'autre pour faire vos pompes à votre place. » – Jim Rohn

Mon parcours sous la douche froide a commencé par un défi qui a changé ma vie à jamais ; je veux vous proposer le même défi. Il y a des moments où nous nous sentons déconnectés, craintifs et vaincus. Le défi de la douche froide nous aide à vivre dans le flux et à fonctionner au maximum de notre potentiel. La vie comporte de nombreux challenges, la façon dont nous relevons chacun d'entre eux façonne notre destin. Le défi de la douche froide consiste à se dire : « Je n'abandonnerai pas, je ne serai pas vaincu quoi qu'il arrive, et rien ne peut m'arrêter. » Au terme du défi d'un mois de douches froides, nous abordons d'autres défis et obstacles dans notre vie avec plus d'énergie, de passion, de joie et de confiance. Les douches froides sont une habitude clé qui aide à créer d'autres habitudes de gagnant.

Vous pouvez choisir le défi qui vous convient. Si vous voulez commencer par un défi de dix jours, vous verrez quand même des résultats. J'ai eu des résultats après ma première douche froide : plus d'énergie, de confiance et de motivation pour faire ce que j'avais besoin de réaliser pendant les heures suivantes. Avant de commencer le défi, je veux que vous répondiez à ces questions : « Quelle peur, quel obstacle ou quelle adversité vais-je commencer à affronter pendant ce défi ? », « Quel objectif ou projet vais-je réaliser à la fin de ce défi ? », « À quoi ressemblera ma vie à la fin de ce défi de la douche froide ? »

Le défi des dix jours

Il s'agit du défi de la douche froide le plus simple, qui dure dix jours. Voici un exemple de ce qui pourrait fonctionner pour vous : commencez les deux premiers jours en rendant votre douche froide durant les trente dernières secondes (douche à la James Bond). Les deux jours suivants, faites en sorte que les soixante dernières secondes de votre douche soient froides. Au cours des trois jours suivants, faites en sorte que les deux dernières minutes soient froides. Enfin, pour les trois derniers jours, faites en sorte qu'elle soit froide tout le temps.

Vous verrez des résultats après dix jours de douches froides, alors ne vous inquiétez pas de la durée. Une fois que vous aurez passé ces dix jours de douches froides, n'oubliez pas de fêter votre succès.
Attention : vous pourriez devenir accro !

Le défi des trente jours

Je vous recommande vivement d'essayer les douches froides pendant trente jours. La plupart des personnes avec lesquelles j'ai travaillé ont poursuivi cette pratique pendant trente jours et ont toutes ressenti des bienfaits incroyables. Certains experts disent qu'il faut vingt et un jours pour créer une habitude ; en prenant des douches froides pendant trente jours, vous êtes certain de vous donner suffisamment de temps pour créer une habitude à vie.

Vous pouvez diviser le défi de trente jours en trois séries de dix jours si vous le souhaitez. Pendant les dix premiers jours, faites en sorte que les trente dernières secondes de votre douche soient froides. Pendant les dix jours suivants, rendez les soixante dernières secondes de votre douche froide. Durant les dix derniers jours, rendez les deux dernières minutes froides. Cependant, si vous pensez pouvoir prendre une douche froide du début à la fin pendant trente jours, grand bien vous en fasse (et c'est ce que j'ai fait) ! Trouvez ce qui fonctionne le mieux pour vous. Rappelez-vous simplement de toujours terminer vos douches par de l'eau froide.

Notez que les personnes âgées peuvent avoir plus de difficultés à rester longtemps sous la douche froide. Terminer chaque douche chaude par une courte douche froide (vingt à trente secondes) peut être une bonne option. Les personnes malades peuvent bénéficier d'un court lavage avec un gant de toilette froid.

Le défi de trente jours : terminer toutes les douches chaudes par des douches froides (James Bond style).

Je me rends compte que certains d'entre vous seront très heureux de simplement terminer leurs douches chaudes par un jet de froid de vingt à trente secondes. Ce défi aura de nombreux avantages sur la santé physique, dont nous avons parlé. Pour bénéficier de tous ces avantages, il faudra peut-être relever un défi de la douche froide plus important.

Le défi d'un an

C'est le défi ultime. Pour certains, il peut sembler impossible de prendre des douches froides pendant un an, à travers toutes les saisons, y compris durant un hiver rigoureux. Mais une fois que vous commencez à ressentir chaque jour un regain d'énergie et d'excitation pour votre journée, cette habitude devient littéralement un mode de vie.

N'oubliez pas que vous ne devez prendre une douche froide qu'un jour à la fois. Les jours se transformeront en semaines et les semaines se transformeront en mois. Avant que vous ne le sachiez, vous aurez atteint cet objectif incroyable et je vous garantis que vous serez une personne différente à la fin, sur tous les plans.

Chapitre 15 : La respiration profonde

« La respiration est le berceau du rythme. » – Rainer Maria Rilke

L'un de mes secrets pour prendre une douche froide est ma respiration. Dans notre vie quotidienne, nous ne prenons pas le temps de vérifier comment nous respirons. Je devine que votre respiration est superficielle la plupart du temps. Une respiration profonde augmente l'oxygène vers tous les organes, en particulier le cerveau, et détend l'esprit. J'ai souffert d'asthme toute ma vie ; depuis que j'ai commencé ma routine de douche froide et que je pratique la respiration profonde tous les jours, j'ai vu mes symptômes d'asthme diminuer de façon significative. J'ai couru mon premier marathon sans aucun problème de respiration.

Avant de prendre une douche froide, je commence à respirer plus profondément. Une fois que j'y suis, je continue à respirer profondément pendant toute la durée de la douche, en me concentrant particulièrement sur mon expiration. Selon le docteur Fleckenstein, « lorsque vous expirez, votre corps est en mode de relaxation ».

Voici un exemple d'exercice de respiration : inspirez profondément par le nez pendant cinq secondes, retenez votre respiration et expirez par la bouche pendant au moins cinq secondes. Je répète cet exercice tout au long de la douche, en me concentrant sur ma respiration provenant de mon ventre.

La respiration profonde m'aide à être très présent et concentré pendant une douche froide de trois à cinq minutes. La respiration profonde vous aidera à vous détendre pendant votre douche froide, c'est même le seul moyen d'y parvenir.

Chapitre 16 : Quelle doit être la température de ma douche ?

Pour la plupart des gens, une eau inférieure à 21° est froide. Au début, essayez de baisser la température entre 23 et 20° pour vous habituer au froid. Je réduis généralement la température entre 18 et 14° pour ma douche froide. Si votre eau est encore plus froide, réduisez le temps d'exposition. Lors de mon premier défi de douche froide, mon colocataire a pris un thermomètre numérique et a testé la température de nos douches. Nous étions ridicules, mais nous voulions rester honnêtes. Vous pouvez acheter un thermomètre pour vérifier la température de votre eau. Si vous vivez dans un endroit où l'eau n'est pas aussi froide, prolongez votre temps d'exposition. Lorsque je voyage, la température de l'eau n'est pas toujours aussi froide que chez moi, alors je m'assure que le cadran est au minimum.

Chapitre 17 : Mon processus de douche froide

« Vous n'avez pas besoin d'être génial pour commencer, mais vous devez commencer pour être génial. » – Zig Ziglar

Il est maintenant temps de prendre votre première douche froide. Je vais d'abord partager avec vous mon processus étape par étape.

La première étape consiste à mettre ma musique préférée pour la douche froide. Pensez à une chanson qui vous donne de l'énergie, qui vous stimule. Une de mes chansons préférées pour la douche froide est « Teardrops » de Womack & Womack. Même si la musique est facultative, je la recommande vivement. Vous pouvez écouter de la musique à partir de votre téléphone ou acheter une enceinte Bluetooth à garder dans votre salle de bains.

Je fais dix à quinze *jumping jacks* juste avant d'entrer dans la douche ; n'hésitez pas à sourire et à rire pendant que vous faites vos *jumping jacks*. Une fois que je me sens gonflé à bloc, je tire le rideau de douche et je saute dedans.

Dès que je suis dans la douche, je laisse l'eau toucher l'arrière de mes jambes, puis remonter le long de mon dos et de ma colonne vertébrale. Je me retourne et laisse l'eau toucher la moitié inférieure de mes jambes, puis j'avance lentement vers mon ventre et ma poitrine.

Je masse continuellement les parties de mon corps au fur et à mesure que l'eau froide les atteint. Je commence à laver tout mon corps et je me rince. N'oubliez pas de prendre de grandes respirations et de continuer à bouger !

La partie suivante consiste à laver mon visage et ma tête. C'est une montée d'endorphine, c'est sûr. Je garde ma tête sous l'eau froide pendant un moment, mais la sensation est géniale. Une fois que j'ai plongé mon visage et ma tête dans l'eau froide, je me rends compte que je faisais tout un plat pour rien avant d'y entrer. Pendant toute cette durée, je continue à tourner le cadran de plus en plus froid pour m'habituer à la température. L'ensemble du processus peut prendre entre trois et cinq minutes. Cependant, il m'arrive de rester sous une douche froide jusqu'à dix minutes (points bonus si vous pouvez trouver un morceau de musique préféré qui dure environ cinq minutes ou plus). De cette façon, vous pouvez sauter à la fin de la chanson, mais n'oubliez pas : prenez votre temps ! Vous n'êtes pas obligé de prendre une douche froide de dix minutes la première fois. Votre corps sait ce qui est le mieux, alors faites bien attention à ce que vous ressentez pendant et après la douche froide.

Avertissement : vous pourriez avoir tellement d'énergie et de puissance que vous arracherez le rideau de douche de la tringle à la fin de votre douche froide, alors faites gaffe. Mon énergie continue à s'élever lorsque je m'habille pour la journée, elle dure toute la matinée et je n'ai pas besoin de caféine. Je n'ai pas besoin d'autre substance non plus, d'ailleurs. Je laisse ce bon sentiment donner le ton pour toute ma journée.

Allez, c'est parti ! Arrêtez de lire ce livre tout de suite. Dirigez-vous vers la douche. C'est aujourd'hui le jour J ! C'est maintenant ! Il n'y a pas de meilleur moment que maintenant pour commencer votre nouveau voyage, celui qui vous permettra de jouer continuellement en dehors de votre zone de confort. J'ai hâte d'entendre parler de vos résultats !

Alors, comment était cette douche ? Froide, j'espère ? Mais comment vous sentez-vous ? Bien, j'espère ?

Responsabilité

Essayez de convaincre un ami, un collègue ou un membre de votre famille de relever le défi de la douche froide avec vous.

Lorsque j'ai commencé mon premier défi de trente jours, j'avais un partenaire responsable : mon colocataire. Quand il s'est arrêté au bout de trente jours, j'ai continué. Finalement, je n'ai plus eu besoin de rendre des comptes, je savais que les résultats étaient réels. Il y a aussi des personnes qui ne prennent des douches froides qu'occasionnellement, dans le but de changer leur état d'esprit, de se débarrasser d'habitudes indésirables ou d'obtenir un regain d'énergie instantané.

Si vous ne trouvez personne pour partager votre parcours avec vous, pas de panique ! Vous n'êtes pas obligé de faire cela avec quelqu'un. Ne laissez pas le fait de ne pas trouver quelqu'un vous arrêter dans votre élan. Comme je l'ai mentionné précédemment, les douches froides peuvent devenir un mode de vie.

Chapitre 18 : Que se passe-t-il si je décide de ne pas prendre des douches froides ?

Les gens se donnent parfois beaucoup de mal pour protéger leurs mauvaises habitudes et préserver leur zone de confort. Vous pouvez choisir de continuer à faire la même chose que ce que vous faisiez avant de lire ce livre, mais j'ai le sentiment que si vous êtes arrivé jusqu'ici, vous cherchez à essayer quelque chose de différent. J'ai tenté d'expliquer clairement les avantages physiques, mentaux, émotionnels et même spirituels des douches froides. Vous aurez plus d'énergie, vous deviendrez plus discipliné, vous gagnerez en force mentale, vous serez capable d'aborder l'inconfort avec plus de plaisir, vous aurez un meilleur système immunitaire, une peau plus saine et vous perdrez peut-être même quelques kilos. Plus important encore, vous commencerez à voir l'inconfort sous un nouvel angle. Vous verrez que s'habituer à être mal à l'aise est la clé du changement et de la croissance à long terme.

Chapitre 19 : Transformez votre vie

« Vous avez le pouvoir de choisir le reste de votre histoire. » - Moi

Vous avez une réelle opportunité de surmonter vos habitudes malsaines et de vivre la vie que vous pensez possible. Votre vie de niveau dix vous attend, tout commence par une décision. Engagez-vous à prendre des douches froides dès aujourd'hui.

J'avais besoin de donner un coup de fouet à mon corps pour m'attaquer à des années d'habitudes malsaines. J'ai pu remplacer plusieurs habitudes malsaines par d'autres plus saines en utilisant les méthodes mentionnées dans ce livre. Cela n'aurait pas été possible sans un changement dans ma physiologie et mon état d'esprit. Dans son livre *La guerre de l'art*, Stephen Pressfield écrit : « La plupart d'entre nous ont deux vies : la vie que nous vivons, et la vie non aimée qui est en nous. Entre les deux se trouve la résistance. » Arrêtez de gaspiller les heures de votre vie dans le confort et la résistance.

Si vous ne l'avez pas encore fait, prenez une douche froide maintenant. Qu'avez-vous à perdre ? Je le répète : qu'avez-vous à perdre ?

Commencez par une douche froide de deux minutes et passez lentement à une douche de cinq minutes. Ou bien, commencez par une douche chaude et mettez du froid pendant les vingt à trente dernières secondes.

J'aimerais que vous me parliez de vos progrès, des habitudes que vous changez et de la façon dont les douches froides vous aident à devenir la meilleure version de vous-même. Je crois que l'habitude de la douche froide peut vous aider à réveiller la personne que vous êtes censé être à l'intérieur. Vous pouvez commencer à prendre des douches froides pour vous encourager à perdre vingt kilos, à aller à un premier rendez-vous, à arrêter de consommer du sucre ou des produits laitiers ou à vous imposer une pratique de la méditation. Quel que soit votre objectif, commencez à l'atteindre dès aujourd'hui.

J'espère que vous avez maintenant compris que les douches froides sont plus qu'un simple regain d'énergie le matin. Les douches froides vous aident à vous habituer à l'inconfort, à surmonter vos pires habitudes et à affronter vos plus grandes peurs. Assurez-vous d'écrire exactement ce que vous voulez accomplir pendant votre défi de la douche froide et notez vos progrès quotidiens.

Lorsque la vie vous frappe durement et que vous êtes confronté à des obstacles, rappelez-vous que vous avez affronté des peurs importantes et changé vos habitudes quotidiennes en exploitant le pouvoir des douches froides. **Vous pensiez que c'était impossible, mais maintenant, vous savez que vous pouvez le faire.**

Épilogue

Vous savez, écrire un livre est toujours très gratifiant, mais aussi très frustrant, car la réalité est que la plupart des gens ne le liront pas en entier. Beaucoup de mes lecteurs n'iront d'ailleurs pas jusqu'au bout, même s'ils apprécient mon travail. Si vous avez lu jusqu'à ces lignes, j'en suis vraiment honoré et j'aimerais sincèrement vous remercier. Si vous pratiquez la douche froide quotidiennement, je vous en félicite de tout mon cœur !
Si mon ouvrage vous a plu, rien ne me ferait plus plaisir que si vous le recommandiez aux personnes autour de vous qui pourraient en bénéficier et qui le trouveront utile à leur tour.
Si vous voulez me contacter pour me poser d'éventuelles questions, me partager vos résultats ou même simplement pour qu'on discute, je serais ravi de vous répondre le plus vite possible ! Vous pouvez me contacter à l'adresse : lebru.gael@gmail.com.

N'hésitez surtout pas non plus à laisser votre avis à propos du livre sur Amazon, même succinct. Cela m'aide énormément, je suis toujours à l'écoute de critiques constructives qui permettraient d'améliorer ce guide ou simplement de savoir si vous l'avez apprécié.

Pour cela, il vous suffit de flasher le QR de la page suivante code pour atterrir directement sur l'espace commentaires Amazon du livre.

Pensez à la quantité de gens que vous aiderez simplement avec ce commentaire et votre avis honnête. Merci encore pour votre confiance, et bonne douche froide mon ami(e) !

D'ailleurs, pendant que j'y pense, cela vous dirait de devenir bien plus productif dès le matin ? D'en plus utiliser le miracle de la douche froide et de vous lever de façon proactive et avoir plus de temps pour vous ? Dans ce cas, il vous suffit de flasher le QR code ci-dessous pour découvrir mon ami canadien Matthieu Desroches et assimiler comment bâtir une discipline matinale proactive et durable !

A votre bonheur mon ami(e) !